치매예방을 위한

뇌건강 활동지

2

머리말

고령화가 점차 증가하는 추세인 우리나라는 통계청에 자료에 의하면 알츠하이머형 치매가 71.3%에 달하며 혈관성 치매는 16.9%, 그리고 기타 치매는 11.8%인 것으로 나타났다. 그중에서도 65세 이상 노인인구의 25%가 넘는 것으로 밝혀져, 향후 치매 환자의 급증에 따른 심각한 사회문제가 예상되고 있다.

치매란 대뇌 신경세포의 손상 따위로 말미암아 단기 · 장기 기억력, 사고력, 지남력, 이해력, 언어력, 계산능력, 학습능력, 인지기능과 고등정신기능 등이 지속적 · 본질적으로 상실되는 병을 말한다. 치매는 한 가지가 아니라 여러 가지 원인으로 발병된 최종적인 결과나 상태를 말한다. 치매의 원인이 되는 질환으로는 내과, 신경과 및 정신과 질환 등 70여 종류가 있는 것으로 알려져 있다.

치매는 노인인구 가운데 높은 유병률(지역 인구에 대한 일정한 환자 수의 비율)을 보이고 있는 무서운 질병이므로 예방과 치료를 빨리 해야 한다. 치매에 걸리면 치매 노인뿐만 아니라 치매환자를 부양하고 있는 가족까지 황폐화시키는 무서운 질병이다. 최근 출생률 저하와 평균수명 증가 등으로 고령화 사회가 빠르게 진행됨으로써 노인 치매는 사회문제로 대두되고 있다. 특히 주로 가정에서 담당했던 치매 노인 부양이 핵가족화로 인해 점차 공공부문으로 이전되고 있다. 따라서 치매 노인에 대한 적극적인 대책이 국가적으로 중요한 정책과제로 부상하고 있다.

치매를 예방하기 위해서는 꾸준히 뇌를 자극할 수 있는 다양한 프로그램을 습관적으로 해야 한다. 이 교재는 치매를 예방하기 위하여 10가지의 능력을 회복시키거나 높이기 위하여 만들어진 활동지다.

2017년 겨울

치매예방 활동지의 활용 안내

치매란 대뇌 신경세포의 손상 등으로 지능, 의지, 기억 따위가 지속적·본질적으로 상실되는 병을 말한다. 뇌의 만성 또는 진행성 질환에서 생기는 치매는 주로 노인에게 나타나며, 시간이 지날수록 증상이 심해진다. 치매에 걸리면 단기·장기 기억력, 사고력, 지남력, 이해력, 언어력, 계산능력, 학습능력, 인지기능, 고등정신기능 등이 현저히 쇠퇴하게 된다. 치매증상이 점차 진행될수록 판단장애 성격변화, 추상적 사고장애, 고위대뇌 피질장애 등을 동반함으로써 직업 활동이나 일반적인 사회활동 또는 대인관계를 하는 데 어려움을 겪는다. 치매는 노인인구 가운데 높은 발병률을 보이고 있는 무서운 질병이므로 예방과 치료를 빨리 해야 한다. 치매에 걸리면 노인뿐만 아니라 치매환자를 부양하고 있는 가족까지 황폐화시키는 무서운 질병이기 때문이다.

치매예방 활동지의 효율적인 활용 방법

- 치매예방을 위하여 단계적 프로그램을 제시하였으므로 난이도에 따라 1단계부터 5단계까지 학습자의 상황에 따라 적용할 수 있다.
- 활동지는 지남력, 집중력, 지각력, 기억력, 판단력, 언어력, 시공간력, 계산능력, 활동능력, 일기쓰기 등을 높이도록 구성되어 있고 난이도는 세 단계로 구분되어 있다.
- 활동지를 효과적으로 활용하기 위해서는 먼저 지도자가 학습자에게 활동지를 해결하는 방법과 마감시간을 알려주어 활동지를 어떻게 풀어야 하는지 고민하지 않도록 해야 한다.
- 활동지를 푸는 동안 지도자는 돌아다니며 학습자가 활동지를 해결할 수 있도록 도와주어야 한다.
- 활동능력은 학습자들 전체에게 활동지에서 요구하는 대로 활동하도록 지도한다.
- 일기쓰기는 양식에 맞춰 매일 일기를 쓰도록 지도한다.
- 활동지를 해결한 후에는 전체 학습자들에게 소감을 물어보고 수업을 정리하고 다음 학습을 예고한다.

목 차

치매 예방을 위한 생활습관

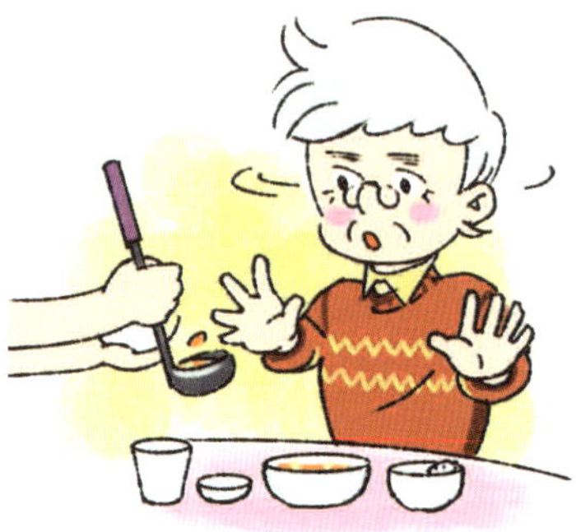

- 식사는 자신이 먹을 수 있는 양의 80% 정도로 한다.

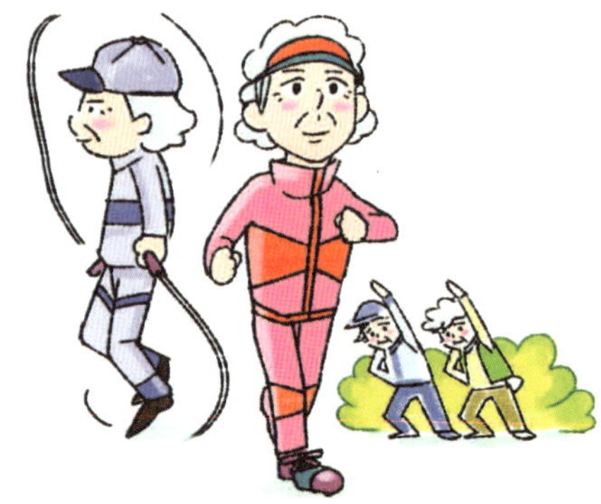

- 운동은 꾸준히 한다. 가벼운 운동으로 취미생활을 즐긴다.

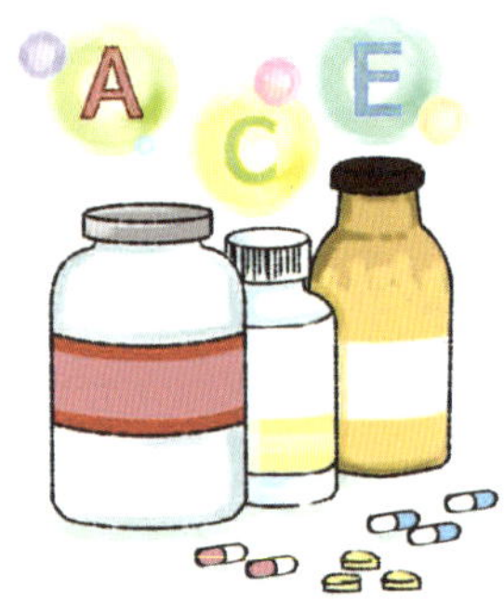

- 세포 산화를 방지하는 효과가 있는 비타민 A, C, E를 복용한다.

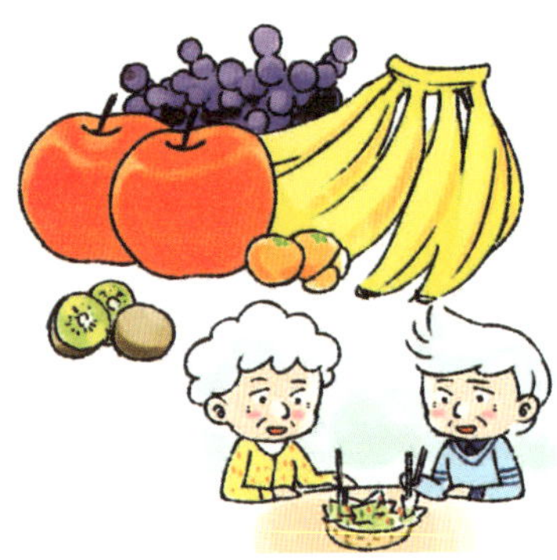

- 섬유질이 함유돼 있는 신선한 야채와 과일을 많이 섭취한다.

- 일기나 편지를 쓴다.
- 소일거리를 찾아 행한다.
- 몸가짐을 바로 하도록 신경을 쓴다.
- 난청과 시력장애가 치매를 일으킬 수 있기 때문에 치료한다.
- 유행에 민감하게 따라간다.
- 요리나 블록 쌓기를 많이 하여 손 움직임을 많이 한다.
- 독서나 바둑같이 머리를 쓰는 일을 자주 한다.
- 왼쪽 손이나 발을 많이 사용해 뇌를 고르게 발달시킨다.

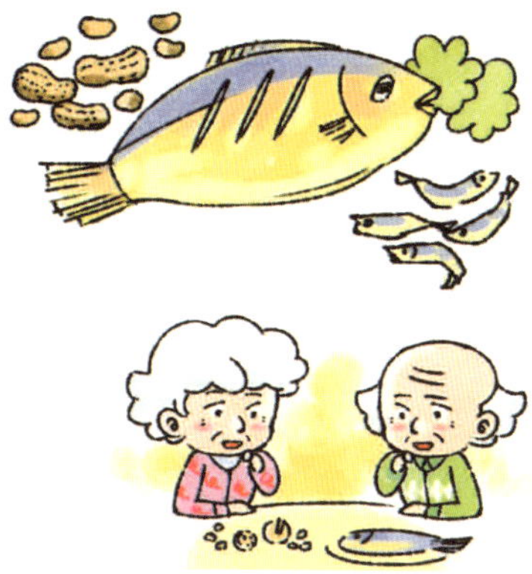

● 뇌세포를 활성화시키는 호두나 등푸른생선을 많이 먹는다.

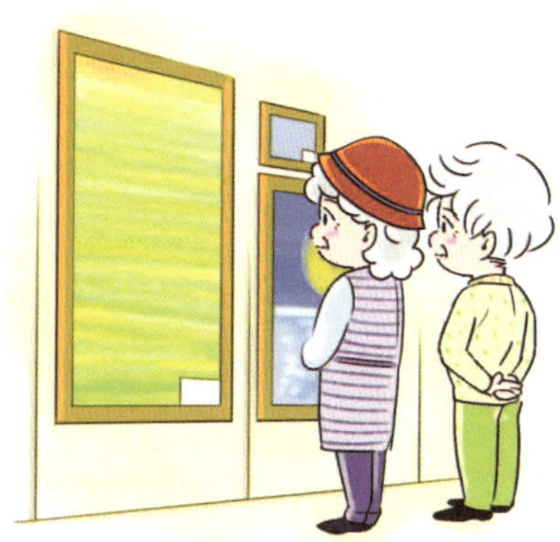

● 한 달에 한번 이상 영화나 미술작품을 감상한다.

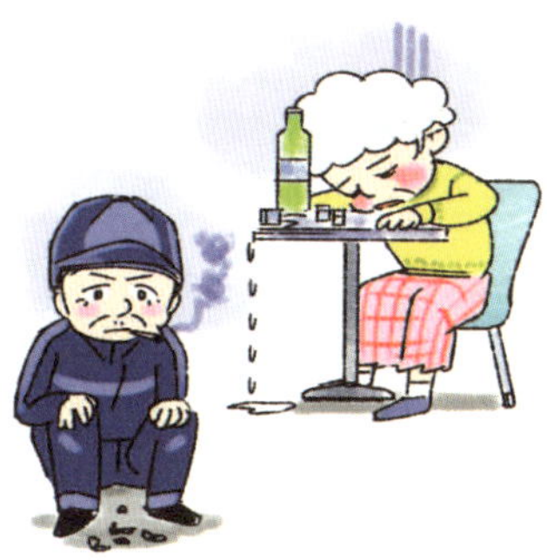

● 과음, 흡연을 하지 않는다.

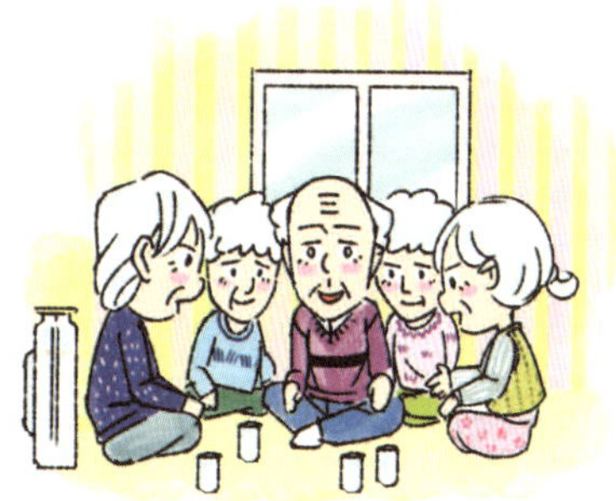

● 혼자 지내는 시간을 줄이고 사람들과 자주 만나 많은 대화를 나눈다.

- 항상 웃는 표정을 짓는다.
- 화내지 말고, 화가 나면 바로 푼다.
- 긍정적인 생각으로 생활한다.
- 새로운 정보를 항상 접하고 발산시킨다.
- 우울증을 치료한다.
- 머리에 충격이 가지 않도록 잘 보호한다.
- 스트레스를 받지 말아야 하며, 받으면 바로 푼다.
- 고혈압, 심장병, 당뇨병 같은 성인병을 조기에 발견하여 치료한다.

치매를 예방하는 능력

구 분	내 용
● 지남력	사람, 장소, 시간을 파악하는 개인의 지각능력
● 집중력	어떤 일을 할 때 주변 소음이나 자극에 방해받지 않고 몰두하는 능력
● 지각력	외부의 자극을 정확하게 인지하는 능력
● 기억력	일상에서 얻어지는 인상을 머릿속에 저장하였다가 다시 떠올리는 능력
● 판단력	사물을 올바르게 인식·평가하는 사고의 능력
● 언어력	자신의 생각이나 감정을 표현하고 다른 사람의 말을 이해하여 의사를 소통하기 위한 소리나 문자 따위를 사용하는 능력
● 시공간력	사물의 크기, 공간적 성격을 인지하는 능력
● 계산능력	물건 또는 값의 크기를 비교하거나 주어진 수의 연산의 법칙에 따라 처리하여 수치를 구하는 능력
● 활동능력	작업의 지시가 있을 때 활동으로 수행할 수 있는 능력
● 일기쓰기	하루 일과를 일기로 정리함으로써 언어력, 집중력, 판단력, 지남력, 기억력을 높일 수 있음

Ⅰ. 지 남 력

1 지남력

1. 친구의 이름은 무엇인가요?

2. 친구의 나이는 몇 살인가요?

3. 친구가 사는 곳은 어디인가요?

4. 친구의 핸드폰 번호는 몇 번인가요?

2 지남력

1. 오늘은 몇 월 며칠인가요?

2. 지금은 몇 시인가요?

3. 오늘은 무슨 요일인가요?

4. 지금 있는 곳은 어디인가요?

3 지남력

친구의 얼굴을 그려보세요.

Ⅱ. 집 중 력

1 집중력

다음 표 안에는 2부터 50까지 2의 배수가 있습니다. 2의 배수를 순서대로 찾아서 표시해보세요.

2	10	38	44	32
8	28	4	22	48
20	6	42	40	14
26	30	50	12	34
24	16	36	46	18

2 집중력

다음 표 안에는 가부터 커까지의 글자가 있습니다. 글자를 순서대로 찾아서 표시해보세요.

나	서	차	거	라
어	마	저	너	버
아	더	카	커	자
파	러	처	바	하
다	사	타	머	가

3 집중력

다음 표 안에는 A부터 Y까지의 알파벳이 있습니다. 알파벳을 순서대로 찾아서 표시해보세요.

H	X	B	N	D
P	Y	U	G	L
K	A	Q	J	T
S	V	C	W	I
R	M	E	O	F

Ⅲ. 지 각 력

1 지각력

한글 자음을 같은 것끼리 연결해보세요.

ㄱ •	• ㄷ
ㄴ •	• ㄹ
ㄷ •	• ㄱ
ㄹ •	• ㄴ

2 지각력

연필로 같은 것끼리 연결해보세요.

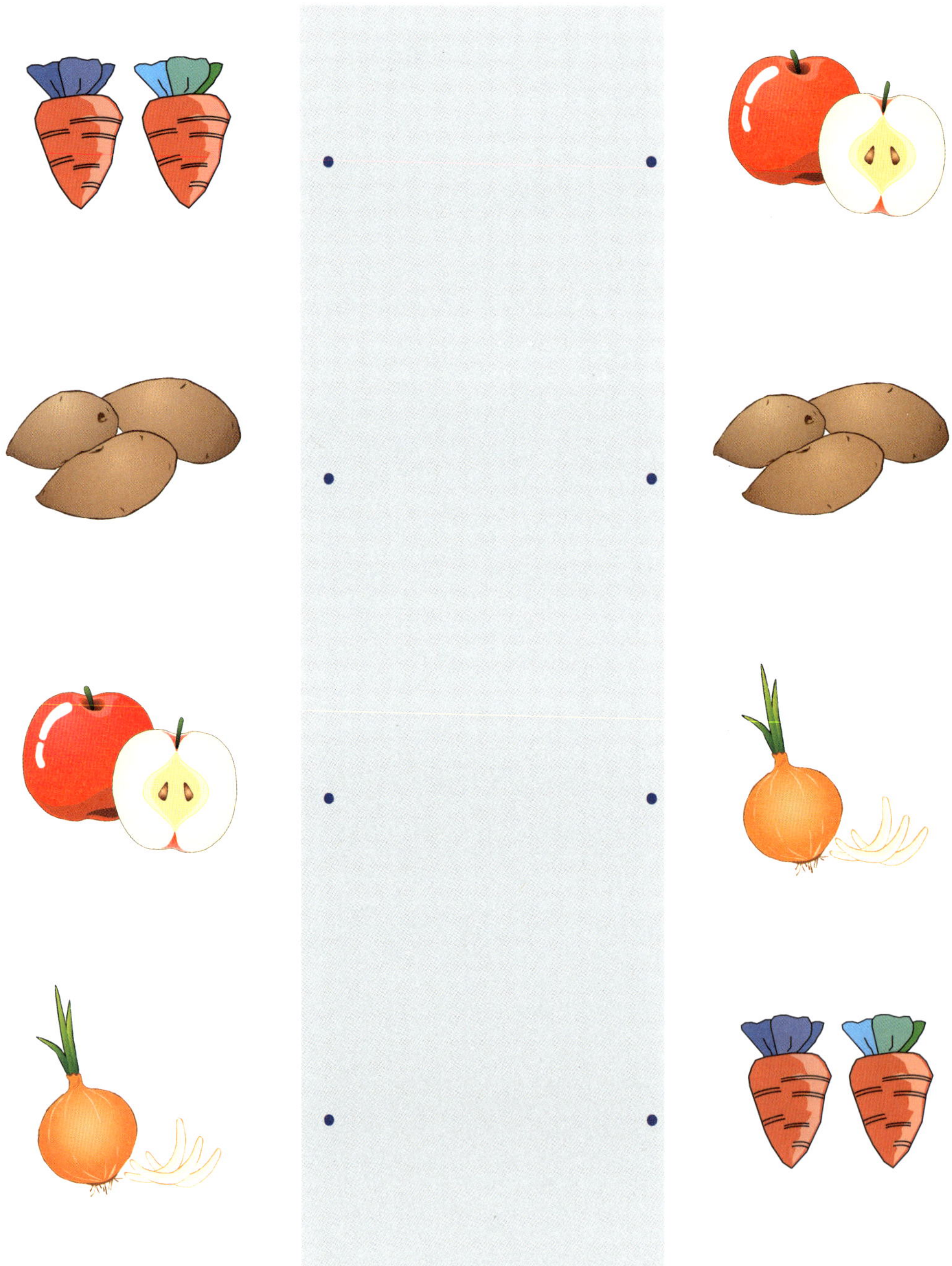

3 지각력

연필로 같은 것끼리 연결해보세요.

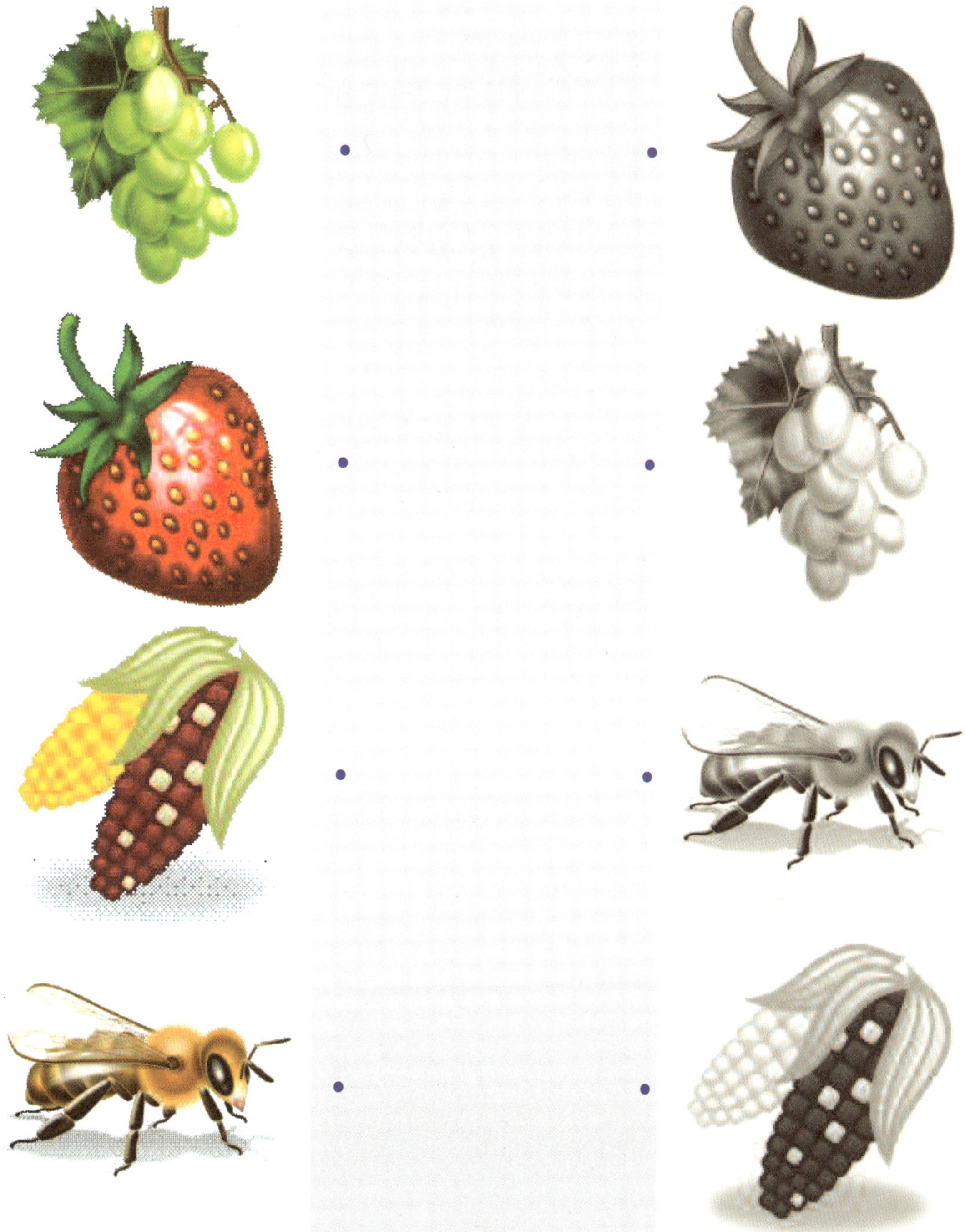

Ⅳ. 기 억 력

1 기억력

동물의 이름과 특징을 적어보세요.

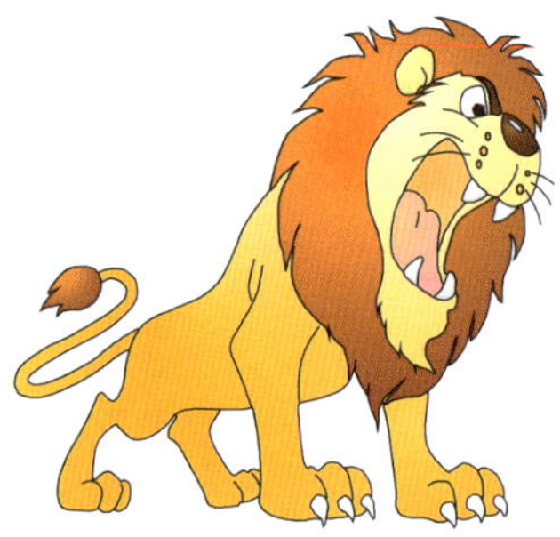	
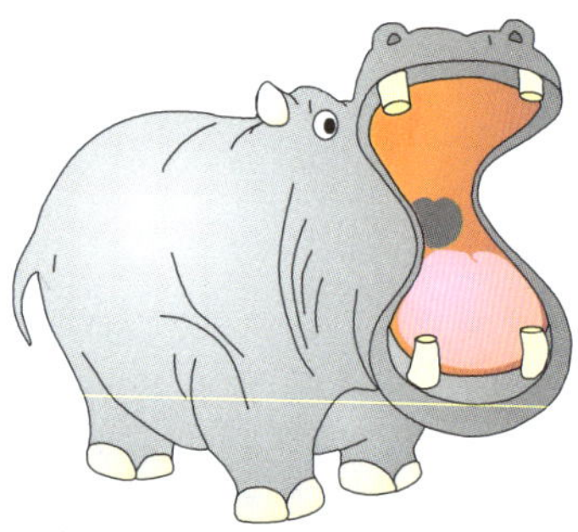	
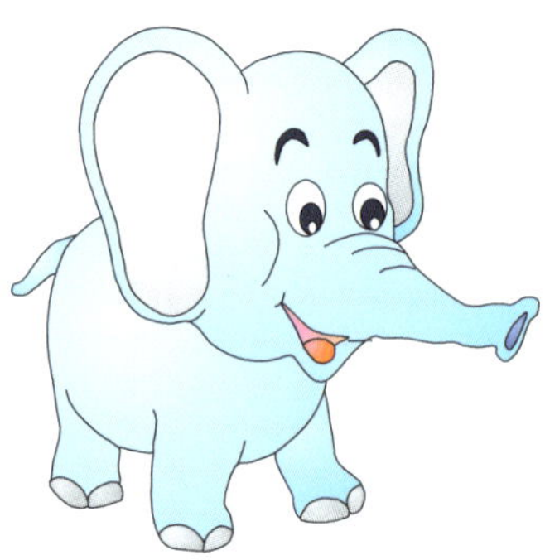	

활동지를 덮고 어떤 동물이 있었는지 말해보세요.

2 기억력

동물의 이름과 특징을 적어보세요.

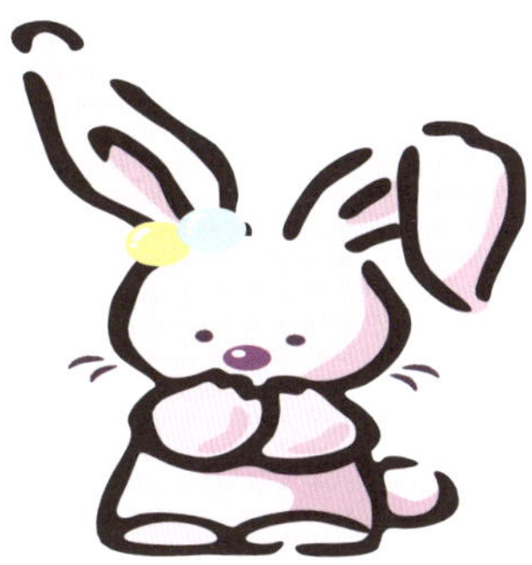	
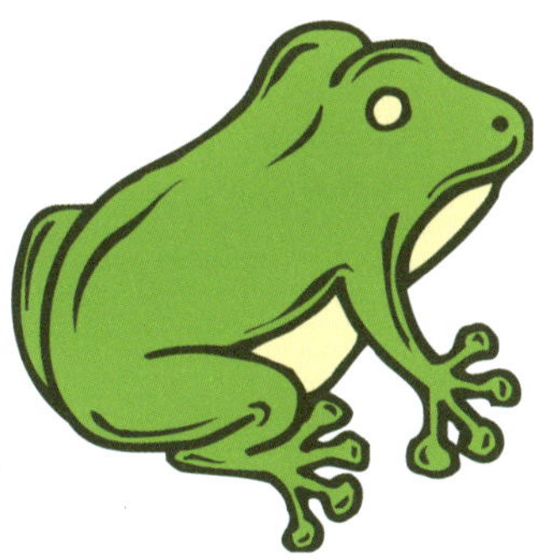	
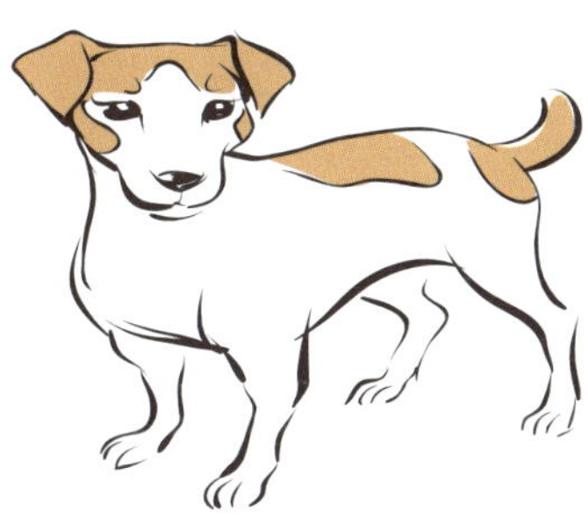	

활동지를 덮고 어떤 동물이 있었는지 말해보세요.

3 기억력

과일의 이름을 적어보세요.

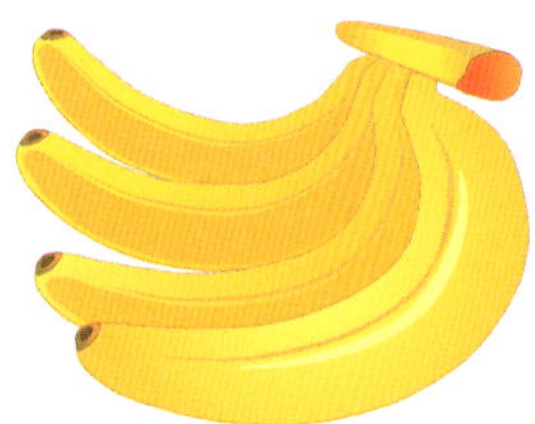	
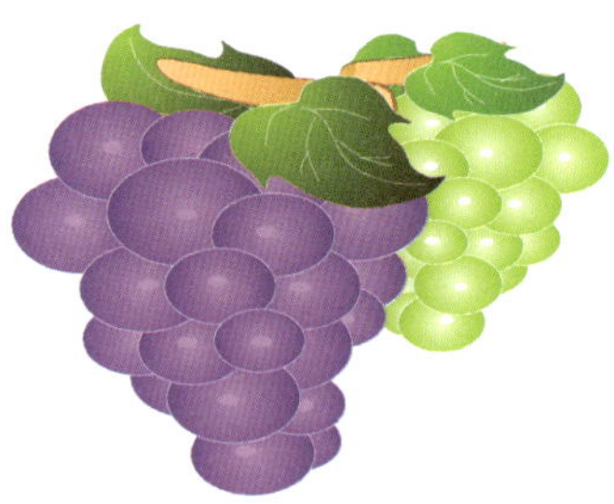	

활동지를 덮고 어떤 과일이 있었는지 말해보세요.

V. 판 단 력

1 판단력

다음의 그림은 어떤 상황인지 적어보세요.

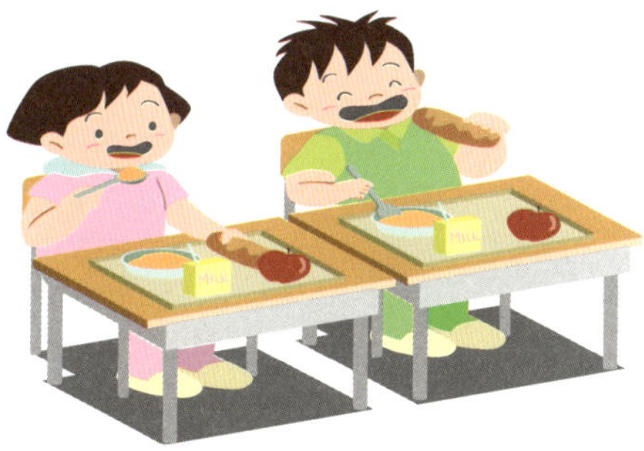	
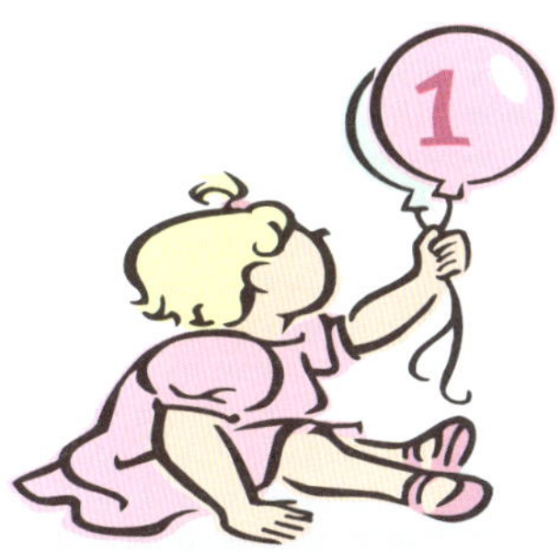	
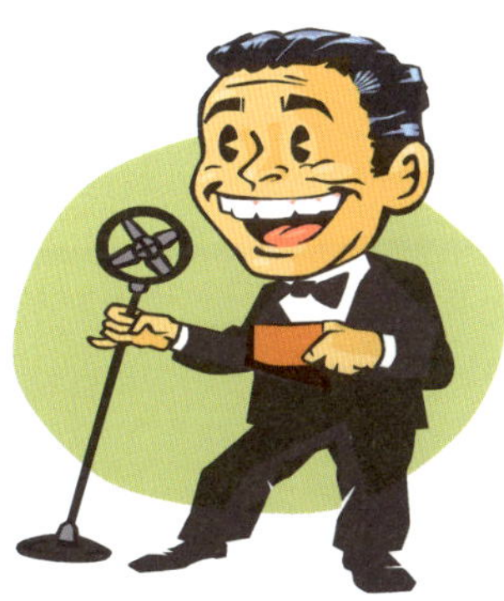	

2 판단력

다음의 상황에서 어떻게 해야 하는지 적어보세요.

요리를 하다가 칼에 손이 베였을 때	
갑자기 전기가 나가 집이 어두워질 때	
손자가 놀러나갔다가 안 들어올 때	

3 판단력

다음의 그림을 보고 어떻게 할지 적어보세요.

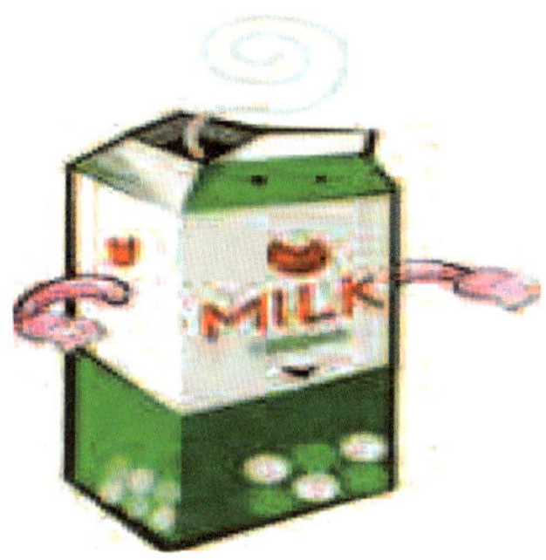	
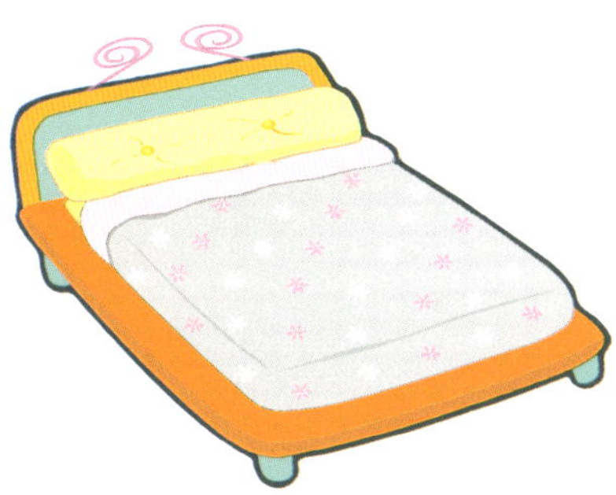	
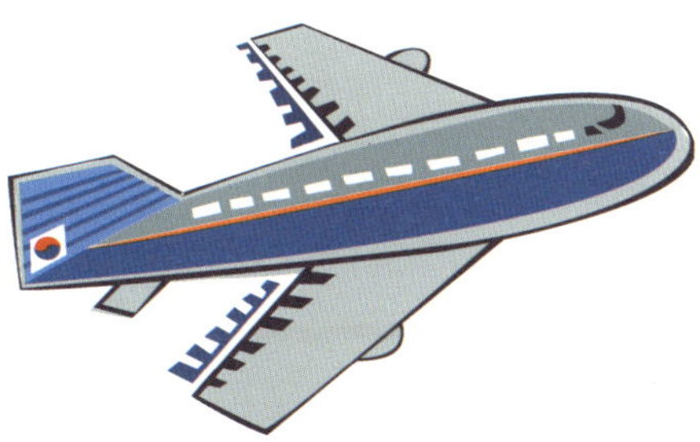	

Ⅵ. 언 어 력

1 언어력

빈 칸에 어떤 글자를 넣어 낱말을 완성해보세요.

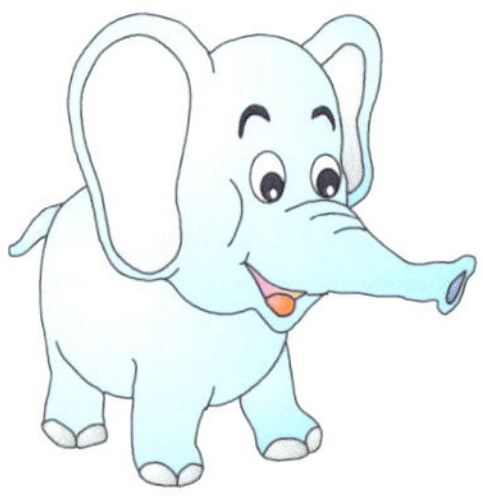

코	끼	

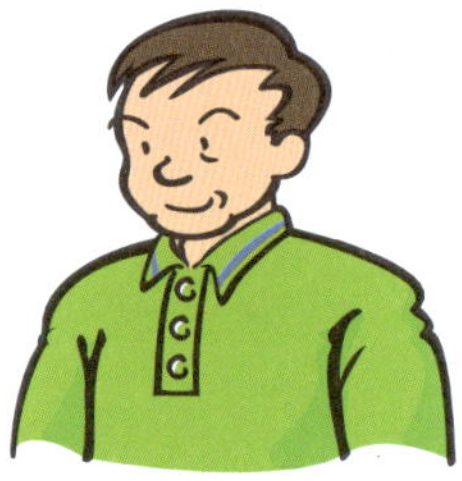

아	저	

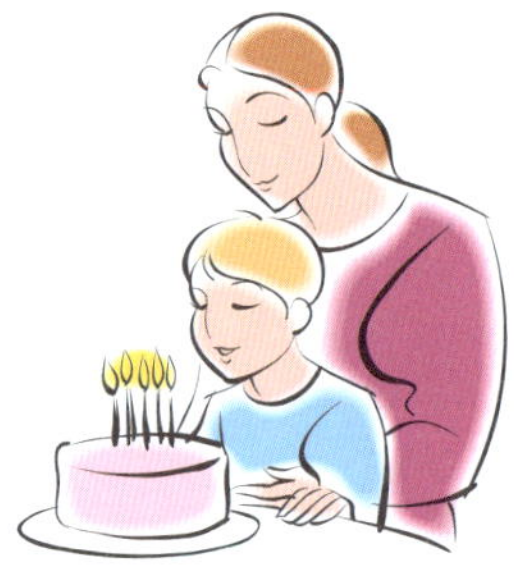

어		니

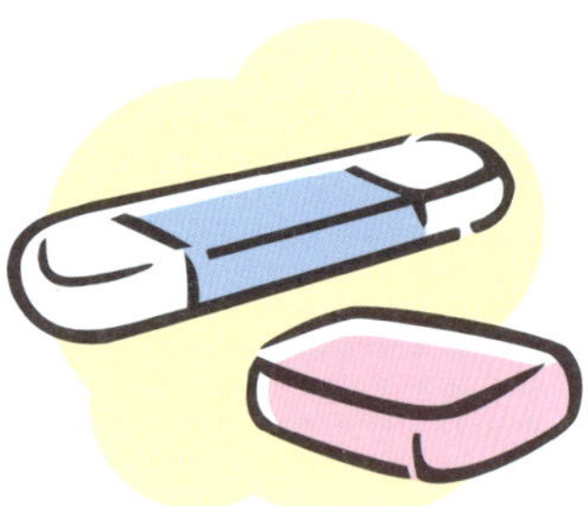

지		개

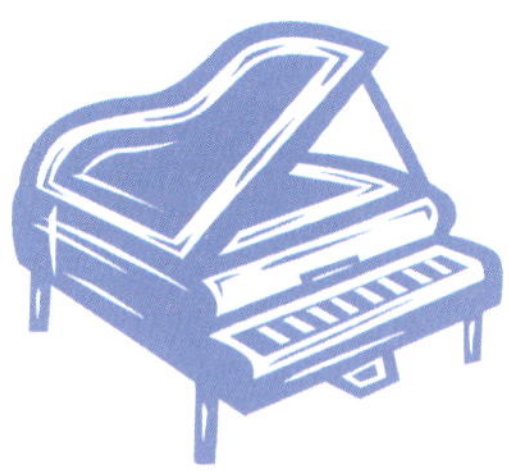

	아	노

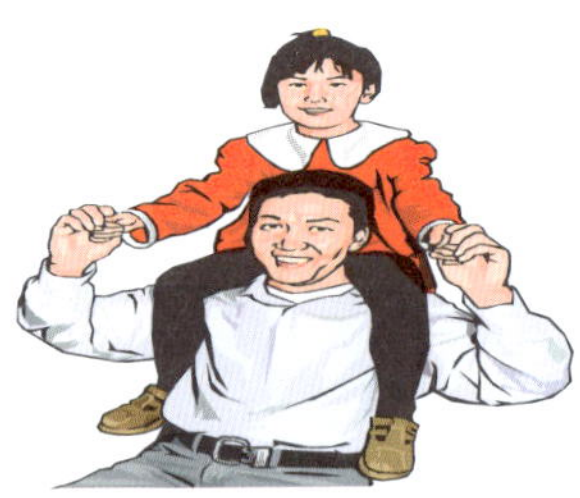

	버	지

2 언어력

표시된 몸의 이름을 순서대로 써보세요.

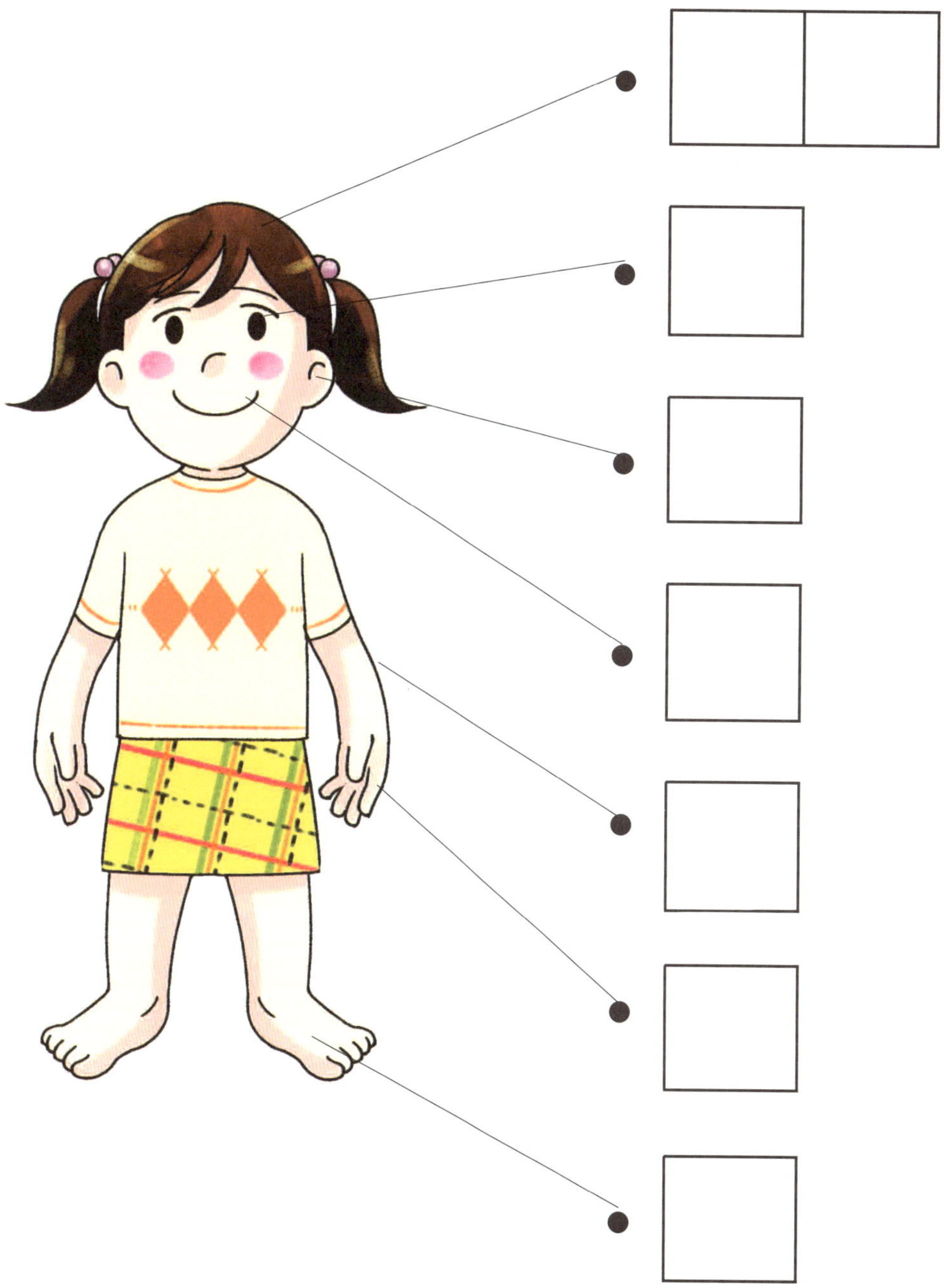

3 언어력

그림의 낱말을 자음과 모음으로 나누어보세요.

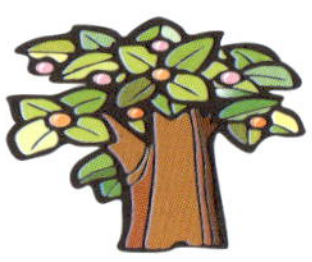

낱말		자음		모음
나	=	ㄴ	+	ㅏ
무	=		+	

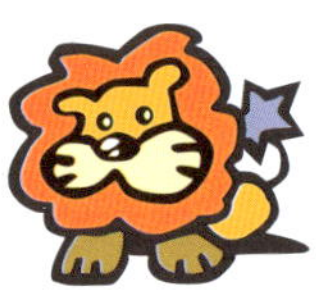

낱말		자음		모음
사	=		+	
자	=		+	

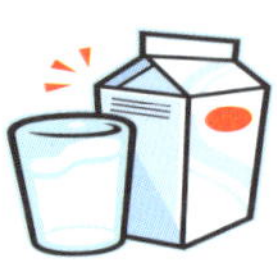

낱말		자음		모음
우	=		+	
유	=		+	

Ⅶ. 시 공 간 력

1 시공간력

도형의 순서를 보고 다음에 어떤 도형이 나올지 그려보세요.

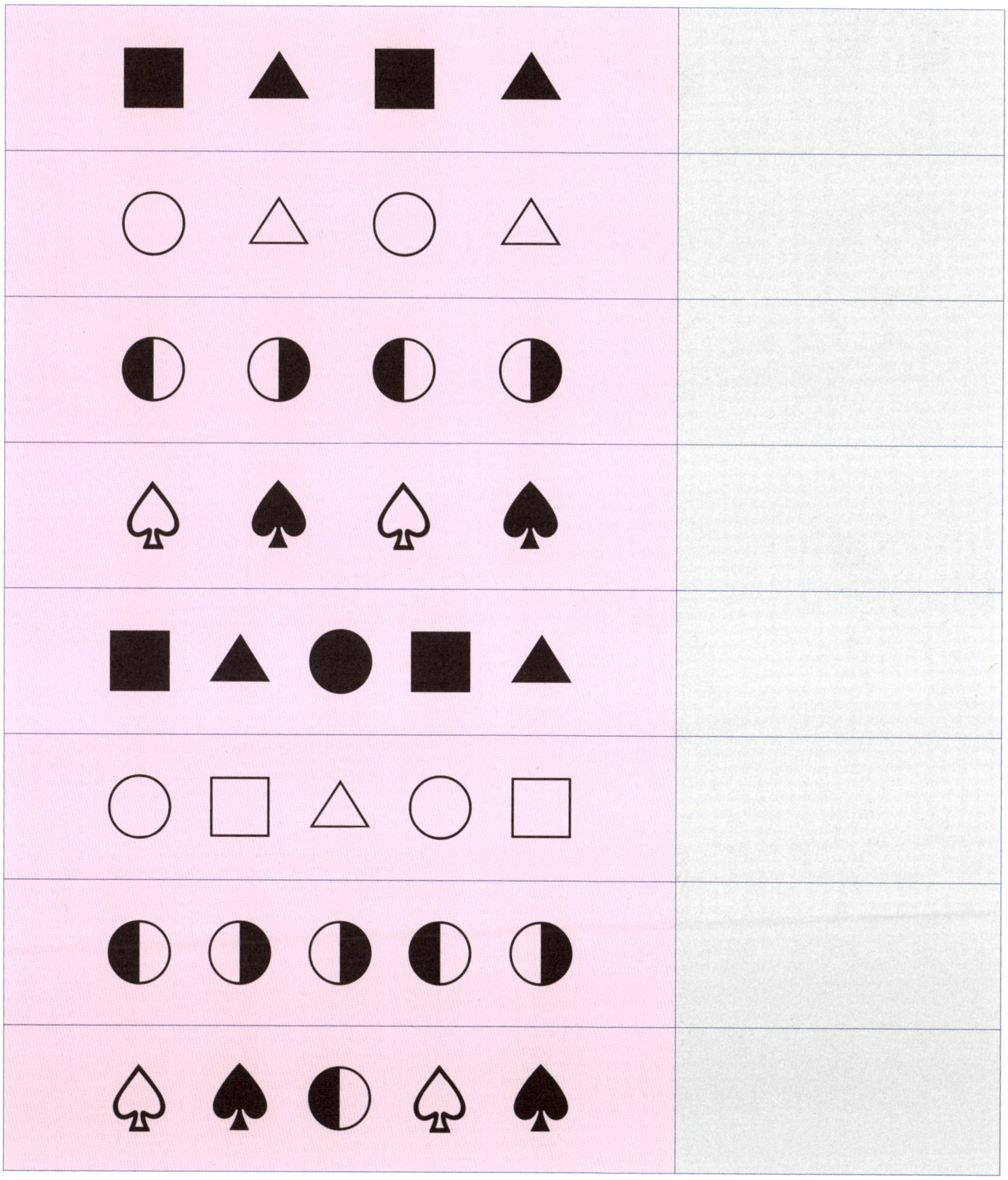

2 시공간력

다음 그림을 보고 다음에 어떤 그림이 나올지 골라보세요.

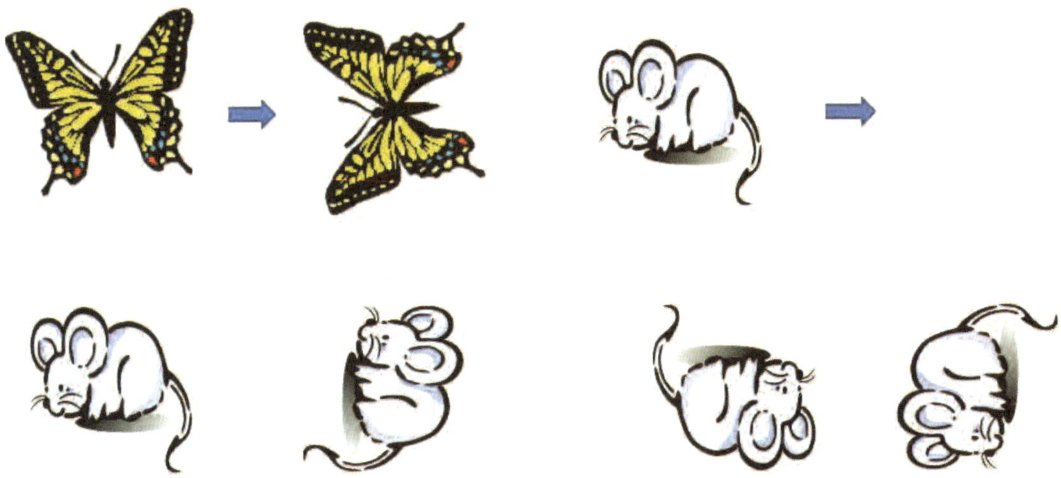

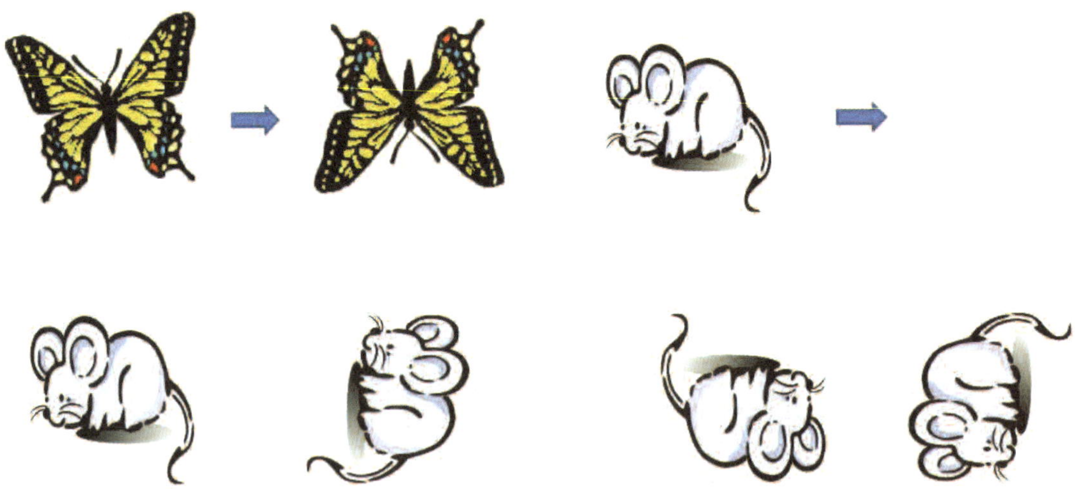

3 시공간력

왼쪽의 도형을 오른쪽으로 돌리면 어떤 모양이 되는지 연결해보세요?

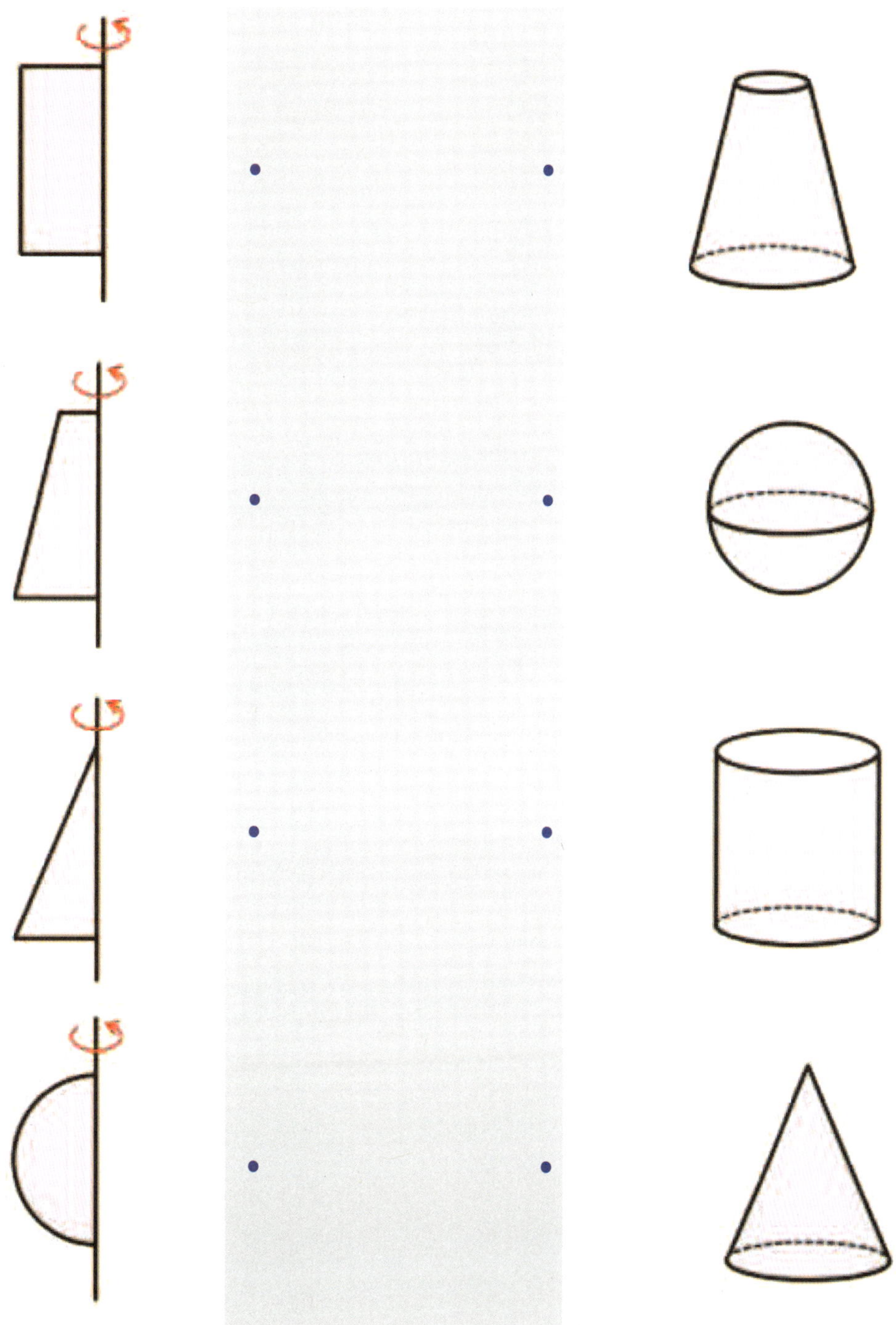

Ⅷ. 계 산 능 력

1 계산능력

다음의 수식을 더하기 해보세요.

19 + 6 =	
13 + 8 =	
12 + 4 =	
35 + 13 =	
47 + 25 =	
30 + 30 =	
66 + 32 =	
28 + 54 =	

2 계산능력

다음의 수식을 빼기 해보세요.

19 - 6 =	
19 - 2 =	
17 - 4 =	
35 - 13 =	
37 - 25 =	
63 - 24 =	
51 - 11 =	
16 - 12 =	

3 계산능력

다음의 수식을 곱하기 해보세요.

$2 \times 6 =$	
$3 \times 8 =$	
$2 \times 4 =$	
$3 \times 4 =$	
$4 \times 2 =$	
$5 \times 3 =$	
$5 \times 4 =$	
$5 \times 5 =$	

Ⅸ. 활 동 능 력

1 활동능력

먹고 싶은 음식을 그려보세요.

2 활동능력

그림을 보기 좋게 색칠해보세요.

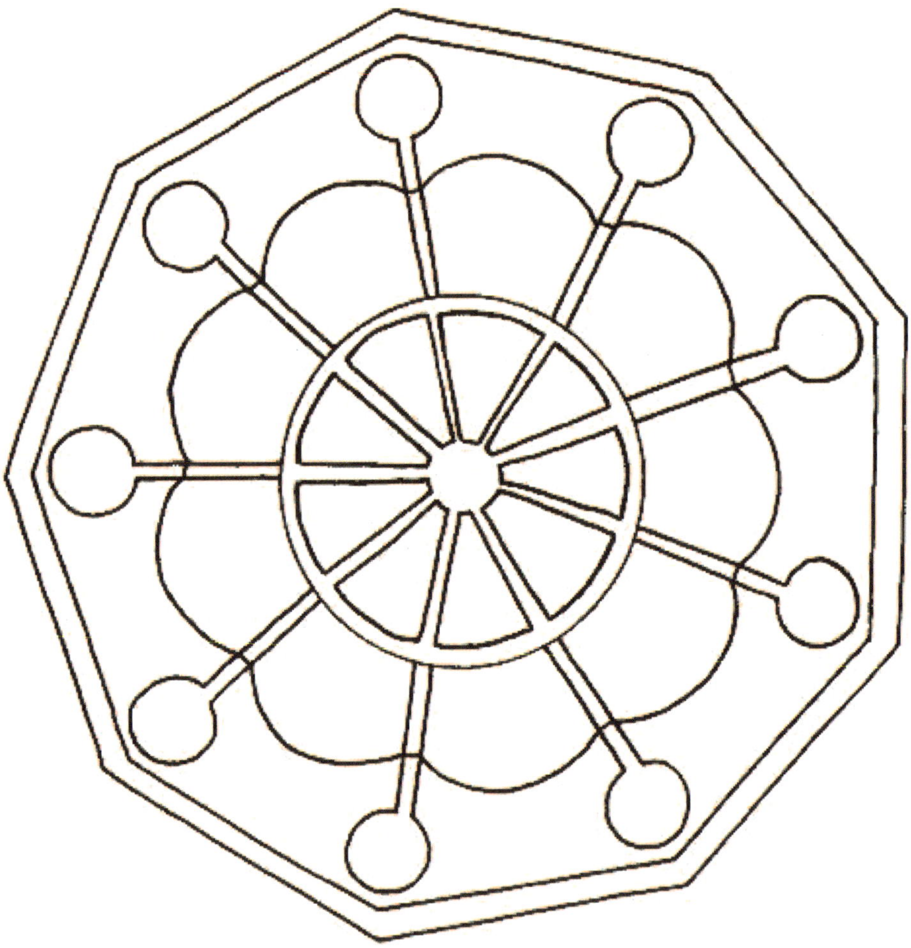

3 활동능력

다음의 박수를 종류마다 1분씩 쳐보세요.

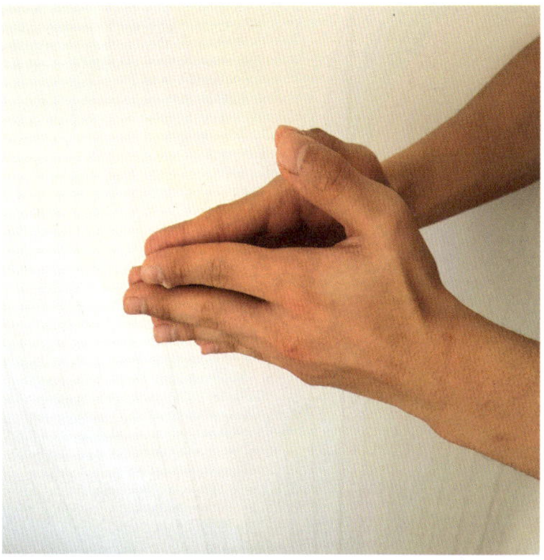

손가락 박수

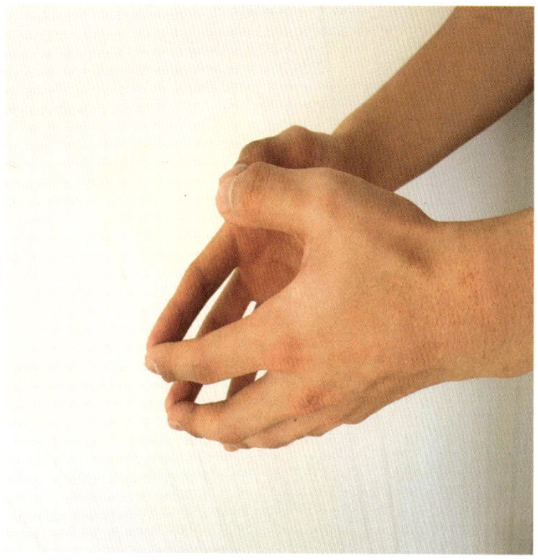

손가락끝 박수

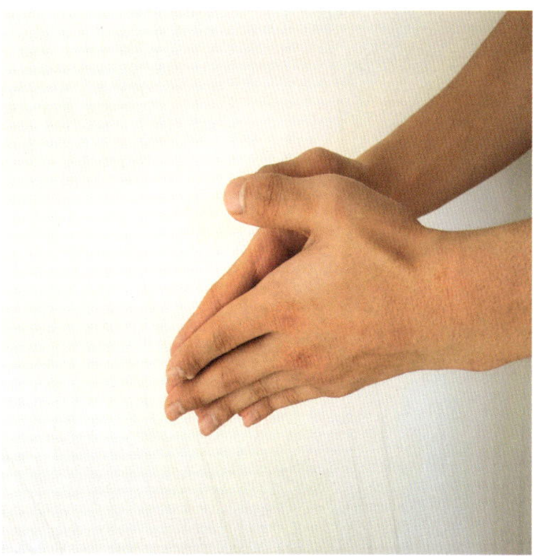

합장 박수

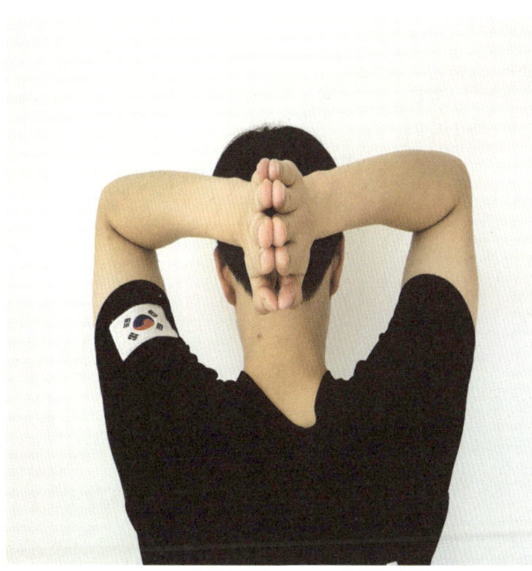

뒷목 박수

X. 일 기 쓰 기

1 일기쓰기

201 년 월 일	
아침에 먹은 것	
점심에 먹은 것	
저녁에 먹은 것	
오늘 한 운동	
오늘 만난 사람	
기억에 남는 일	

2 일기쓰기

201 년 월 일	
아침에 먹은 것	
점심에 먹은 것	
저녁에 먹은 것	
오늘 한 운동	
오늘 만난 사람	
기억에 남는 일	

3 일기쓰기

201 년 월 일	
아침에 먹은 것	
점심에 먹은 것	
저녁에 먹은 것	
오늘 한 운동	
오늘 만난 사람	
기억에 남는 일	

4 일기쓰기

201 년 월 일	
아침에 먹은 것	
점심에 먹은 것	
저녁에 먹은 것	
오늘 한 운동	
오늘 만난 사람	
기억에 남는 일	

5 일기쓰기

201 년 월 일	
아침에 먹은 것	
점심에 먹은 것	
저녁에 먹은 것	
오늘 한 운동	
오늘 만난 사람	
기억에 남는 일	

6 일기쓰기

201 년 월 일	
아침에 먹은 것	
점심에 먹은 것	
저녁에 먹은 것	
오늘 한 운동	
오늘 만난 사람	
기억에 남는 일	

7 일기쓰기

201 년 월 일	
아침에 먹은 것	
점심에 먹은 것	
저녁에 먹은 것	
오늘 한 운동	
오늘 만난 사람	
기억에 남는 일	

8 일기쓰기

201 년 월 일	
아침에 먹은 것	
점심에 먹은 것	
저녁에 먹은 것	
오늘 한 운동	
오늘 만난 사람	
기억에 남는 일	

9 일기쓰기

201 년 월 일	
아침에 먹은 것	
점심에 먹은 것	
저녁에 먹은 것	
오늘 한 운동	
오늘 만난 사람	
기억에 남는 일	

10 일기쓰기

201 년 월 일	
아침에 먹은 것	
점심에 먹은 것	
저녁에 먹은 것	
오늘 한 운동	
오늘 만난 사람	
기억에 남는 일	

11 일기쓰기

201 년 월 일	
아침에 먹은 것	
점심에 먹은 것	
저녁에 먹은 것	
오늘 한 운동	
오늘 만난 사람	
기억에 남는 일	

12 일기쓰기

201 년 월 일	
아침에 먹은 것	
점심에 먹은 것	
저녁에 먹은 것	
오늘 한 운동	
오늘 만난 사람	
기억에 남는 일	

13 일기쓰기

201 년 월 일	
아침에 먹은 것	
점심에 먹은 것	
저녁에 먹은 것	
오늘 한 운동	
오늘 만난 사람	
기억에 남는 일	

전도근

공주대학교 사범대학 일반사회교육과를 졸업하고, 경희대학교 교육대학원에서 교육공학을 공부하였으며, 홍익대학교 대학원에서 평생교육정책으로 박사학위를 받았다.
의정부고등학교, 의정부여자고등학교, 화수고등학교에서 16년간 학생들을 지도하였고, 강남대학교에서 5년간 교수로 재직하였으며, 스스로 평생교육원 원장을 역임하였다. 지금까지 건강, 교육, 컴퓨터, 요리, 자동차, 서비스 등과 관련된 50여 개의 자격증을 취득하였으며, 대학교, 지방자치단체, 교육청, 평생교육원, 국가전문행정연수원 및 각종 기업체 연수원 등에서 3,000여 회의 특강을 하였다. 건강에 대한 관심을 갖고 『스트레스 힐링』, 『우리집 밥상에서 빼야할 음식 더할 음식』, 『100세 쇼트』, 『행복한 노후를 위한 치매예방과 치료』 등 200여 권을 집필하였다.

치매예방을 위한 **뇌건강 활동지 2권**

2018년 2월 10일 1판 1쇄 인쇄
2018년 2월 15일 1판 1쇄 발행

저　자　전도근
그　림　최윤정
펴낸이　조재성
펴낸곳　서현사

등　록　2002년 8월 14일 제03-01392호
주　소　경기도 고양시 일산동구 중앙로 1055번지 레이크하임 206호
전　화　031-919-6643
팩　스　031-912-6643

ISBN 979-11-88986-02-6 17330
ISBN 979-11-88986-00-2 (세트)

정가 10,000원